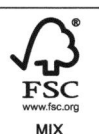

24,5 2/3

oder: Wie viel Zeit braucht ein Leben?

Zu Ehren meiner Schwester Kirsten

SILKE NAUN-BATES

24,5 2/3

oder: Wie viel Zeit braucht ein Leben

Bibliografische Information der Deutschen
Nationalbibliothek:
Die Deutsche Nationalbibliothek verzeichnet
diese Publikation in der Deutschen
Nationalbibliografie; detaillierte bibliografische
Daten sind im Internet über http://dnb.dnb.de
abrufbar.

Coverbild: shutterstock 579457903
Herstellung und Verlag:
BoD - Books on Demand, Norderstedt
ISBN: 9783752870251

Inhaltsverzeichnis

PROLOG

Dies ist ein Erinnerungsbuch, ein Erzählversuch. Eine Suche nach Antworten auf Fragen, auf die es keine Antworten gibt. Es ist das Finden vergessener Erinnerungen, das Funkeln versunkener Momente, der Blitz aus heiterem Himmel, das Gänseblümchen am Wegesrand. Es ist das Lied, welches aus dem Radio erklingt, es sind die Tränen gegen das Vergessen und das Lachen verbundener Augenblicke. Es ist ein Date mit mir selbst, ein Kreis, der noch offen ist. Ein Ruf der Existenz.

Es ist eine Antwort, auf die es keine Frage gibt.

DEINE LEBENSUHR

Hörst du das Ticken der Uhr?
Wie die Zeit verrinnt?

Lebst du deine Träume immer mehr
Oder gibt es sie nicht mehr?

Hat die Zeit gewonnen?
Sind sie dir zwischen den Fingern zerronnen?
Wie feiner, weißer Sand in deiner Hand.

Hörst du das ticken der Uhr?
Weißt du, wann sie stehenbleibt

- deine Lebensuhr?

KIRSTEN

Und wenn du dich getröstet hast,
wirst du froh sein, mich gekannt zu haben.
[.] Du wirst dich daran erinnern,
wie gerne du mit mir gelacht hast.

Antoine de Saint Exupéry / Der kleine Prinz

ZAHLEN AUF DEINEM GRAB

01.11.1970 - 21.03.1995

Dein Name und Zahlen, gemeißelt in Stein. und ich frage mich: Was bedeuten diese Zahlen? Für wen sind sie interessant? Was sagt dieser Zeitraum aus? Außer, dass deine Lebenszeit verhältnismäßig kurz war.

Ich wünschte jedes Grab hätte eine wettergeschützte Kammer. Zum Schutz für ein Buch, gefüllt mit Geschichten aus dem Leben dieses Menschen. Oder zumindest ein Satz auf dem Grabstein, der ausdrückt, was diesem Menschen wichtig war, was ihm Freude bereitet hat. Wofür er gelebt hat.

Ich wünschte, du hättest so ein Buch. Ein heiliges Buch. Dein Buch. Dies ist der Versuch es für dich zu schreiben. Dabei komme ich nicht umhin mir die Frage zu stellen: Wer warst du wirklich? Das ist die Frage, der ich mich 22 Jahre nach deinem Tod stelle. Diese Frage schmerzt, weil ich ehrlich zugeben muss, dass ich es nicht weiß.

Meine Erinnerungen sind trügerisch. Sie sind verwoben mit persönlichen Erfahrungen und tragen die Farben meiner Interpretationen. Ich werde mich auf die Suche begeben. Auf die Suche, dich zwischen den Zahlen zu finden.

WAS HABEN REGENWÜRMER
MIT LIEBE ZU TUN?

Bis zu meinem Unfall im Jahr 1976 wohnten meine Schwester und ich mit unseren Eltern im Haus unserer Großeltern. Im Erdgeschoß befand sich das Friseurgeschäft, indem auch unsere Eltern mitarbeiteten, im ersten Stock wohnten unsere Großeltern und im Dachgeschoß wir mit unseren Eltern. Zum Haus gehörte ein Garten mit Gemüsebeet, Obstbäumen, eine kleine Wiese, eine Garage und ein Sandkasten. Von klein auf warst du begeistert von Tieren jeglicher Art. Du zeigtest keine Scheu vor dem, was sich im und auf der Erdoberfläche an Lebewesen tummelte. Ob Käfer oder Spinnen, sie alle fanden Platz in deinem Herzen und Einmachgläsern. Ganz besonders hatten es dir Regenwürmer angetan und ehe ich mich versah, hattest du unseren Sandkasten in eine

Regenwurmfarm umgewandelt. Unmöglich auch nur einen Sandkuchen zu backen, ohne dass dieser mit Regenwürmern verziert war.

So schön die Würmer für dich waren, ich konnte ihnen nichts abgewinnen und hatte bald die Lust am Sandspielen verloren. Doch du, du schautest täglich nach deinen Schützlingen, spieltest mit ihnen, sorgtest dafür, dass sie sicher waren, brachtest du ihnen Gräser und Klee zum Essen. Ich weiß bis heute nicht, welche Nahrung Regenwürmer aufnehmen und bin mir ziemlich sicher, dass auch du es nicht wusstest. Doch, das war dir einerlei. Du versorgtest deine Würmer mit hingebungsvoller Liebe und hast sie gegen Angriffe von außen geschützt.

Es blieb nicht bei Regenwürmern. Deine Liebe zog weitere Kreise.

Du brachtest verletzte Tiere nach Hause und pflegtest sie gesund. Von dir ließ ich mich überreden, Babykatzen im Keller zu verstecken, um sie vor dem Tod zu retten. Tagtäglich schlichen wir uns in den Keller um die Kätzchen zu füttern und mit ihnen zu spielen. Jedes Mal in der Hoffnung, dass uns keiner erwischt. Es war eine vergebliche Hoffnung und du musstest die Katzen wieder zurückbringen. Doch vor dem Tod hattest du sie beschützt. Sie waren jetzt zu groß, um sie einfach zu töten, wie es auf Bauernhöfen oft üblich war. Du hast Hasen vor dem Schlachter gerettet, indem du sie entführtest und sorgtest dafür, dass junge Igel bei uns in der Wohnung überwintern durften.

Einzig mit Hunden hattest du kein so großes Glück. Du wurdest vom Hund unseres Cousins in die Hand gebissen und ein anderes Mal von unserer Hündin gegen eine Hausmauer gezogen, sodass eine Narbe am Auge dein Gesicht zierte. Was dich jedoch nicht davon abhielt, weiterhin Hunde in dein Herz zu lassen. Dein höchstes Glück jedoch, entdecktest du in der Begegnung mit Pferden

Bei jedem Western, den wir im Fernsehen schauten, weintest du, wenn ein Pferd zu

Fall kam oder verletzt wurde. Du liebtest Filme wie Black Beauty. In deinem Bücherregal reihte sich Pferdebuch an Pferdebuch. Pferdeposter schmückten deine Zimmerwände. Glückselig warst du, wenn du deine Freizeit mit Pferden verbringen konntest. Gelegenheiten gab es viele. Ein Bauernhof in der Nachbarschaft, Pony- und Reiterhöfe, die mit dem Fahrrad gut erreichbar waren. Du hast auf Höfen geholfen, Ställe ausgemistet, die Pferde gestriegelt und verdientest so deine Reitstunden. Deine natürliche Gabe mit Pferden umzugehen, machte dich zu einem gern gesehenen Gast auf jedem Pferdehof. Du liebest die Reiterferien. Zwei Wochen, Tag und Nacht, mit Pferden. Nichts Schöneres gab es für dich. Oft hast du die Zeit vergessen, wenn du bei deinen" Pferden warst und auf Turnieren fühltest du dich zuhause. Pferde waren dein Leben.

Als ich nach meinem Unfall soweit war, mich ohne Beine selbstständig fortzubewegen, hast du mich mit zu "deinen" Pferden genommen. Du hast mir geholfen, mich wieder aufs Pferd zu setzen und bist mit mir ausgeritten. Du hast mich unterstützt mir meine Welt zu erhalten. Ein Lächeln zieht über meine Lippen, wenn ich daran denke, wie wir mit "unseren" zwei Ponys in das Friseurgeschäft unserer Eltern ritten. Ein wenig so, wie die Cowboys in den Wild West Filmen, die mit ihrem Pferd in einen Saloon reiten. Den erstaunten Blick unseres Vaters werde ich niemals vergessen. Wenn wir ausritten, hast du stets dafür gesorgt, dass ich auf einem Pferd saß, welches gemütlich vor sich hin trottete und keine Ambitionen zeigte, die Führung zu übernehmen. Nur ein einziges Mal ist ein Pferd mit mir durchgegangen, als du dabei warst. Das konntest du jedoch nicht ahnen. Es hatte sich erschreckt und ist in Panik auf und davon. Ich habe mich gut gehalten, auch wenn mein Bauch danach einige blaue Flecke hatte. Wir sind zusammen Sulky gefahren und du hast mir beigebracht die Hufe von Pferden zu reinigen. Dafür hatte ich die richtige Größe, hast du lachend gesagt.

Die Liebe, die sich beim Umsorgen deiner Regenwürmer zeigte, die dich aufrief zu helfen und zu retten, wissend um den Preis des Ärgers, den dein Verhalten hervorrufen würde, diese Liebe, die deine Seele weinen ließ, wenn du gesehen hast, wie Tiere misshandelt wurden, begleitete dich durch deine kurze Lebenszeit: unbändig und kraftvoll.

Ist es Ironie des Schicksals, dass genau diese Liebe zu Pferden, dass Ende deiner Lebenszeit ins Licht des Bewusstseins rückte?

DAS LOS DER JÜNGEREN SCHWESTER

Erinnerst du dich noch? Du wolltest immer mit uns spielen. Mit unserem Cousin und mir. Für uns warst du oft ein "Anhängsel", welches wir notgedrungen mitnehmen mussten. Deine Füße waren zu klein, deine Beine zu kurz, sodass wir oft auf dich warten mussten. Das Los der Jüngsten im Bunde. Doch trotzig wie du warst, hast du dich durchgekämpft und so unseren Respekt errungen. Mit deinen kurzen Beinchen bist du uns durch hohe Schneemassen gefolgt. Obwohl du geweint hast, hast du nicht aufgegeben. Wie oft saßt du in der Duschwanne, während unser Cousin und ich Orkanwellen in der Badewanne entstehen ließen, sodass das gesamte Bad überflutet war. Du hast dir nie anmerken lassen, dass du gerne mittendrin gewesen wärst. Als wir drei unbeaufsichtigt waren und wir auf dich aufpassen sollten, kamen wir auf die glorreiche Idee uns Bratwürste in der Pfanne zu braten. Wir taten ausreichend Öl in die Pfanne, legten die Bratwürste hinein, machten die Herdplatte an und gingen spielen.

Vergessen waren die Bratwürste für unseren Cousin und mich. Doch nicht für dich. Du wolltest die Pfanne vom Herd nehmen, obwohl du nicht einmal so groß warst, dass du auf den Herd schauen konntest. Wie auch immer du es geschafft hast den Stiel der Pfanne in deine kleinen Hände zu bekommen, du zogst die Pfanne vom Herd und das heiße Öl ergoss sich über deinen kleinen Körper. Was für ein Schreck. Gott sei Dank trugst du Kleidung, sonst wäre schlimm ausgegangen. Herdplatten waren grundsätzlich nicht dein Ding. Zum Geburtstag hattest du dir einen Elektroherd für Kinder gewünscht. Knallorange mit zwei Herdplatten. Du warst so begeistert und musstest ihn gleich testen. Stecker in die Steckdose und nach einer kurzen Weile klang lautes Gebrüll aus deinem Zimmer. Um zu testen, ob die Herdplatten bereits heiß sind, hattest du deine Handflächen auf die heißen Platten gelegt. Die Brandblasen sahen wirklich cool aus.

Und weißt du noch, als ich neue Frisuren kreiert und an dir ausprobiert habe? Ich habe dir Dreiecke in deinen Pony geschnitten. Das fand ich schick. Unser Vater nicht. Er rasierte dir deine ganzen Haare ab, weil nichts mehr zu retten war. Es ist mir bis heute ein Rätsel, wieso du wegen ein paar Dreiecken im Pony dein ganzes Haar lassen musstest.

Wir haben auch friedlich und gerne miteinander gespielt. Meistens in der Wohnung. Wir bauten Legotürme bis in den Himmel, spielten mit Matchboxautos und kleinen Spielfiguren. Wir waren Piloten und der Esszimmertisch unser Flugzeug, Trapezkünstler und Jongleure im Zirkus. Mit Verstecken spielen konnten wir uns stundenlang beschäftigen oder auch einfache Brett- und Kartenspiele begeisterten uns. Natürlich haben wir uns auch gestritten. Das bleibt bei zwei aufgeweckten, abenteuersuchenden Mädchen wohl nicht aus.

Meine Erinnerungen sind bruchstückhaft. Schon oft habe ich mich gefragt, was der Grund dafür ist. Vielleicht, weil manches einfach zu viel war, um es sich zu merken.

Kann es ein „zu viel" im Leben geben? Ein zu viel an Erinnerungen. Oder liegen sie einfach zu weit zurück, sodass sie verborgen im Unbewussten vor sich hinschlummern? Ich denke, dass sie sich versteckt haben und darauf warten gefunden zu werden. Vielleicht gibt es einen Himmel der vergessenen Erinnerungen, so wie es auch einen Himmel für verschwundene Socken, verlegte Kugelschreiber und Feuerzeuge geben muss. Wo sollen diese denn sonst sein? Du könntest mir ein Zeichen geben, wenn ich richtigliege und mir eventuell meinen Kugelschreiber von Gucci wieder zurückschicken. Der ist spurlos verschwunden.

Manchmal stelle ich mir vor, dass wir gemeinsam im Himmel der Erinnerungen spazieren gehen. Wir lachen über unsere Schandtaten und malen uns aus, was für Erinnerungen wir noch gemeinsam erschaffen könnten.

MANCHMAL TUT LIEBE WEH

Was haben wir streiten können. Du warst manchmal so zornig. Besonders nach meinem Unfall. Einmal warst du so wütend auf mich, dass ich es vorzog, auf den Händen laufend, vor dir wegzurennen. Ich glaube, du hast mich gewinnen lassen oder wieso war ich vor dir in meinem Zimmer und konnte mich in Sicherheit bringen? Vor deinen Worten schützte mich die geschlossene Zimmertür nicht und so drangen diese, Pfeilen gleich, tief in mein Herz: "Ich lege mich jetzt auch unter den Zug, dann bekomme ich auch alles, was ich will!", schriest du gegen die Tür und ich spürte deinen versteckten Schmerz hinter deinen trotzigen Worten. Wir haben nie darüber gesprochen, wie es dir damit ging, dass du jetzt eine behinderte Schwester hast oder über dein Miterleben des Unfalls und die lange Zeit, dir ich mit unserer Mutter im

Krankenhaus verbrachte, unser Vater arbeiten musste und du von einer Bezugsperson zur nächsten transportiert wurdest. Du warst erst fünf Jahre alt.

Was hast du empfunden? Hat dir jemand deine Fragen beantwortet? Hast du deine Gefühle und Gedanken mitteilen können? Oder musstest du alles mit dir selbst ausmachen? Was hat dir in dieser Zeit Halt geschenkt? Das sind Fragen, die ich dir gerne noch gestellt hätte. Doch unsere gemeinsame Zeit war dafür zu kurz. Heute, ja heute könnte ich dir diese Fragen stellen und wäre in der Lage deinen Schmerz, deine Wut und deine Liebe auszuhalten. Damals war ich es nicht.

Zutiefst bin ich dir zu Dank verpflichtet. Du hast deinen Schmerz niemals für lange Zeit die Oberhand gewinnen las- sen. Er hat nur dafür gesorgt, dass wir trotz unserer Streitigkeiten und verletzenden Worte, enger zusammenrückten.

Worte reichen nicht um ausdrücken, wie sehr ich dich liebe. Gesagt habe ich es dir nie. Wir sprachen nicht über Gefühle.

Ich hätte mein Leben für deines gegeben, wenn es möglich gewesen wäre. Bis zu deinem letzten Atemzug habe ich nicht verstanden, wieso ich meinen Unfall überlebt habe und du sterben musstest. Mein Leben für deines. Es wäre ein fairer Tausch gewesen. Hast du doch einen wesentlichen Teil deiner Kindheit an mich abgegeben, für mich gekämpft und deinen Schmerz verborgen. Doch der Tod hat sich auf diesen Tausch nicht eingelassen.

Oft denke ich an dich. Ob wir uns immer noch so ähnlich sähen, wie in jüngeren Jahren? Manuel sagte zu mir, dass ich dir immer ähnlicher sehe. Das war das schönste Kompliment, welches er mir mit seinen zwölf Jahren machen konnte.

VOM TROTZKOPF ZUR REBELLIN

Bereits mit zwei Jahren wolltest du alles ausdiskutieren. Du hast nicht eingesehen, wieso du früher ins Bett musstest als ich oder warum du noch nicht allein nach draußen durftest. In deiner Wahl, wie du deinen Willen durchsetztest, warst du oft nicht zimperlich. Weißt du noch, dass du dem Jungen in der Bauecke mit einem Holzklotz ein Loch in den Kopf gehauen hast? Was für eine Aktion. Der Kindergarten war in hellem Aufruhr und unsere Eltern auch. Oder die Zahnarztbesuche. Davor hattest du genauso Angst wie ich. Als unser Vater eine Bekannte mir dir zum Zahnarzt schickte, hast du dich einfach ins Auto eingesperrt. Als sie ausstieg, hast du ganz schnell die Knöpfe der vier Türen nach unten gedrückt und sie musste unseren Vater anrufen. Erst da hast du die Türen wieder geöffnet.

Soweit ich mich erinnere bist du mit sechs Jahren das erste Mal ausgezogen. Du packtest deine Sporttasche und verkündetest laut, dass du jetzt wegläufst.

Du bist mit deiner Sporttasche einmal um die Kirche gelaufen, bevor du wieder vor der Tür standest. Auch in der Schule warst du bekannt wie ein bunter Hund und die Lehrkräfte hatten kaum eine Chance dich zu bändigen. Genauso wenig wie unsere Eltern. Du hast einfach immer 11dein Ding" gemacht. Die Konsequenzen waren dir gleichgültig. Meist gelang es dir diese zu umgehen. Du scheutest dich nicht auch tatkräftig dafür zu sorgen, dass jeder verstand, was in dir vorgeht. Umso mehr Regeln aufgestellt wurden, desto massiver bist du ausgebrochen und ich bin dir eifrig gefolgt. Deine Unerschrockenheit hat mich oft fasziniert und manches Mal habe ich mir gewünscht, diesbezüglich ein wenig mehr von dir zu haben.

Es endete damit, dass wir, als du 17 Jahre alt warst, unverhofft zu einer gemeinsamen Wohnung kamen. Du hattest zu sehr rebelliert, sodass unsere Mutter keine andere Möglichkeit sah, als dich vor die Tür zu setzen. Ich war schockiert, packte meine Sachen und folgte dir. Zwei Wochen wohnten wir in einem Hotel, bevor wir uns, auf Wunsch unseres Vaters, mit unserer Mutter einigten. Unsere Einigung bestand darin, dass unsere Mutter zu ihrem neuen Partner zog und wir die Wohnung für uns hatten. Nach der Trennung von unserem Vater hatte unsere Mutter wahrlich keinen leichten Stand mit uns.

Unser gemeinsames Wohnabenteuer dauerte zwei Jahre. Ich heiratete und zog aus. Auch du warst in der Zwischenzeit nicht mehr allein. Wie das bei Rebellinnen ab und an vorkommt, sind sie auch in der Liebe frei und denken weniger an Sicherheit. Das Ergebnis deiner „freien" Liebe erblickte am 14. August 1988 das Licht der Welt. Du nanntest ihn Manuel. Deinen Sohn.

Nun warst du Mama. Eine siebzehnjährige Mama. Oma war auch siebzehn, als sie unsere Mutter auf die Welt brachte. Also, nicht wirklich ungewöhnlich. Nur eben verdammt jung. Manuel wurde sofort in die Obhut der Gesamtfamilie mütterlicherseits genommen und du hattest alsbald nicht mehr viel zu melden.

Manchmal war dir dies recht, oft nicht. Doch du brauchtest die Freiheit, die sich daraus ergab, dass unsere Mutter und ihr neuer Partner deinen Sohn Manuel quasi „adoptierten". So konntest du weiter, dein Leben gestalten und zeitgleich Mama sein. Manuels Vater hatte sich beizeiten aus deinem Leben verabschiedet, was es dir nicht leichter machte, deine Mutterrolle zu erfüllen. In dir brannte der Wunsch nach einer Familie, nach Geborgenheit, nach Frieden, nach Liebe und du versuchtest deine brennende Sehnsucht durch die Verbindung zu einem Mann zu stillen. Doch dein Freiheitsdrang kam dir immer wieder in die Quere bis du dich in einen jungen Mann, den du bereits einige Jahre kanntest, verliebtest. Ihr habt geheiratet und für eine Weile zog etwas Frieden in dein Leben ein. Manuel verbrachte nun die meiste Zeit mit euch und es schien als würde sich deine tiefe Sehnsucht nach Geborgenheit und einem Zuhause erfüllen.

Doch ihr wart ein hochexplosives Paar. Beide freiheitsliebend, beide hartnäckig, leicht entflammbar und durchsetzungsstark.
In Worten, wie in Taten.

Rasch wich die Ruhe spannungsgeladenen Wolkenformationen, die sich in immer kürzeren Abständen entluden.

Die Rebellin in dir kam nicht zur Ruhe.

Sie musste kämpfen. Um jeden Preis.

WENN DIE LEBENSUHR LAUT TICKT

Wie ein Blitz aus heiterem Himmel schlug dein Anruf bei uns ein. Du lagst im Krankenhaus. Während einer Ausfahrt mit einer Kutsche rutschte diese in einen Straßengraben. Du versuchtest Pferde und Kutsche aus der Schieflage zu befreien und spürtest einen heftigen Schmerz unterhalb deiner Achselhöhle. Du dachtest dir nichts dabei bis du abends hohes Fieber bekamst und dein gesamter Arm schmerzte. Beim Abtasten deiner Achselhöhle bemerktest du ein "dickes Ei". Da weder dasFieber noch das "Ei" sich über Nacht von dir verabschiedeten, suchtest du einen Arzt auf. Dieser schickte dich sofort ins nächste Krankenhaus. Dort wurde eine Gewebeprobe entnommen. Erst danach riefst du an. Du versuchtest Optimismus zu versprühen und teiltest uns mit, dass ein endgültiger Befund erst in zwei Wochen erwartet wird. Wir sollen uns keinen "Kopf" machen. Es hat nicht funktioniert. Dein Optimismus, meine ich. Wir alle spürten, dass dies kein Kampf sein wird, den du leicht gewinnen wirst und keiner wollte es sich anmerken lassen. Weder sich selbst und anderen gegenüber und ganz besonders nicht gegenüber dir. Wir versuchten tapfer zu sein, insbesondere du.

Anfangs haben wir noch gemeinsam Scherze gemacht. Als ich, schwanger mit meinem Sohn, einen Schwindelanfall bei dir im Krankenhaus hatte und die Schwester uns erstaunt und irritiert anschaute, als ich im Bett lag und du in Rollstuhl saßt. Oder, an dem Tag, als deine Perücken ankamen und du sie gleich ausprobieren wolltest. Im Eifer des Gefechts hast du dich mit den künstlichen Haaren am Galgen über deinem Krankenhausbett verfangen und als du deinen Kopf zurück ins Kissen legen wolltest, hing die Perücke am Galgen. Wir haben so sehr gelacht, dass uns der Bauch wehtat.

Über deine Diagnose hast du kein Sterbenswort verloren. Dein Kampfgeist war ungebrochen. Selbst die schmerzhaftesten Untersuchungen hast du durchführen lassen. Nur ein einziges Mal habe ich dich weinen gesehen, was mich maßlos überforderte. Wir weinten nicht. Wir waren stark und zeigten unsere Gefühle nicht. Ein Indianer kennt doch keinen Schmerz.

Niemals.

Weder du, noch ich.

Mit der Zeit wurde dein Lachen stiller.
Dein Kämpfen sanfter. Deine Hoffnung stärker.

Es war das letzte Aufbäumen der Rebellin, die dem Leben trotzte.

Dann gab sie auf. Wurde stiller als still.

Die Zeit für Belanglosigkeiten schwand und für Wesentliches fehlte der Mut.

Ich las dir vor. In der Hoffnung, dass du zwischen den Zeilen findest, was ich dir wirklich mitteilen wollte.

Du hörtest zu. Still. Du hattest keine Kraft mehr.

Weder zum Kämpfen, noch zum Hoffen,
geschweige denn zum Sprechen.

Ich weinte zuhause. Dort, wo mich keiner sah.
Wir waren ja stark. Wie oft hast du heimlich
geweint?

Ich streichelte deine Füße. Du warst still.

Den Tod haben wir verleugnet.

Wir haben ihm getrotzt. So getan, als stünde er
noch vor der Tür, dabei saß er schon bei dir am
Bett.

GEHOFFT, GEKÄMPFT
UND DOCH VERLOREN

Seinen Job erfüllte er leise. Der Tod. An einem Mittwochabend holte er dich zu sich. Du warst allein. Das war dein Wunsch.

Gehofft, gekämpft und doch verloren, dieser Spruch zierte deine Traueranzeige. Damals fand ich ihn angemessen. Du hattest den Kampf, die Hoffnung, dein Leben verloren. Wir hatten die Hoffnung, den Kampf und dich verloren.

Hast du ihn wirklich verloren? Deinen letzten Kampf. Oder sah es für uns nur so aus? Hast du vielleicht den gefährlichsten und härtesten Kampf deines Lebens geführt und am Ende das gewonnen, wonach sich jeder Mensch sehnt? Im Einklang mit sich selbst zu sein. Sich selbst zu finden. In dem du das Kämpfen aufgabst? Warst du aus diesem Grund so still? Warst du im

Frieden mit dir selbst? Du sahst so friedlich aus, als wir dich am Tag nach deinem Tod besuchten. Erlöst. Noch heute sehe ich dich in diesem Bett liegen und spüre den Frieden, der von dir ausging.

Für mich hast du den größten Kampf deines Lebens geführt und du hast ihn gewonnen. Allein, mit dir selbst.

DER TOD

Schockartig tritt er ins Bewusstsein,
macht die großen Dinge zart und klein.

Lässt die Welt stillstehen,
jeden Gedanken im Nichts verwehen.

Gemeinsame Erinnerungen erfüllen den Raum,
für immer verwoben, in einem fernen Traum.

Die Augen schließen, nur noch spüren,
wie unsere Seelen sich berühren.

Im Begreifen der Endlichkeit,
ein sanftes Erinnern an Unendlichkeit.

WIE VIEL ZEIT BRAUCHT EIN LEBEN?

24 Jahre * 5 Monate * 21 Tage *

01.11.1970 – 21.03.1995

Zahlen, die dein Leben in Zeit messen. Was sagen sie wirklich aus? Nichts. Das Einzige, was zählt ist, wie du diese Zeit deines Lebens mit Lebendigkeit erfüllt hast. So, wie du deine Regenwürmer als kleines Mädchen liebtest und mit Hingabe umsorgt hast, so hast du dein Leben gelebt.

Du hast geliebt, du hast getanzt, gelacht, gefeiert. Du hast geweint, warst zornig, enttäuscht und eifersüchtig. Du hast dich um andere Menschen und Lebewesen gesorgt und gekümmert, du hast deine Grenzen behauptet und bist für deine Werte eingestanden. Nach jedem Fall bist du wieder aufgestanden, hast dir den Dreck von deinen Klamotten gewischt und bist wieder losgezogen. Du hast gesucht und du hast gefunden. Du warst Mutter, Geliebte, Ehefrau, Schwester, Tochter, Kollegin und Freundin.

Du hast jede einzelne Sekunde deines Lebens mit dem Feuer deiner Seele erfüllt.

In 24,5 2/3 Lebenszeit

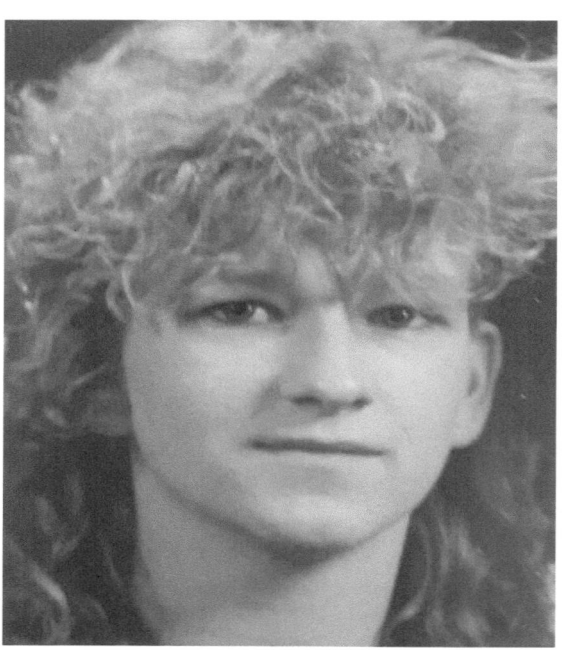

LIEBE

"Nun aber bleiben Glaube, Liebe, Hoffnung,
diese drei;
doch die Liebe ist die größte unter ihnen."

Neues Testament 1. Kor.13,13

Liebe ist die Kraft, die beständig bleibt und durch alles hin- durchwirkt. So ist die Liebe zu meiner Schwester mit den Jahren kraftvoller und tiefer geworden und noch heute spüre ich die starke Verbundenheit zwischen ihr und mir, so als würde sie neben mir stehen und mir beim Schreiben zuschauen.

Liebe vergeht nicht, sie bleibt und wir können sie wahrnehmen, wenn wir uns für sie öffnen. Verhärten wir innerlich, sieht es so aus, als wäre keine Liebe da, doch dies ist ein Trugschluss. Wir können sie nur nicht wahrnehmen, weil unsere Angst und unser Schmerz uns blind machen und innerlich gefrieren lassen. Dann werden wir ungerecht, verbittert, egoistisch und hart. Öffnen wir unseren inneren Schutzpanzer ein wenig, werden wir sofort den Hauch der Liebe spüren, der möglicherweise als Erstes ein befreiendes Weinen auslöst. Es sind Tränen der Reinigung und der Erlösung. Geben wir diesen Tränen Raum, fühlt es sich an, als wenn eine zentnerschwere Last von uns genommen wurde. Der Weg zurück in ein lebendiges Leben beginnt. Vermutlich werden wir es dennoch vorziehen unseren Schutzpanzer immer wieder zu schließen, aus Angst vor weiterem Schmerz und Verlust, doch wir werden ihn auch wieder öffnen, solange bis Glauben und Hoffnung wieder stark genug sind, dem Licht der Liebe standzuhalten.

Liebe ist nicht immer einfach zu ertragen, genauso wenig wie der Tod. Beide lassen Bedeutungsloses in ihrem Feuer verbrennen und konfrontieren uns mit der Frage, was wirklich Bedeutung für uns hat. Diese Frage ist nicht immer bequem. Sie fordert uns auf, unser Leben ehrlich zu betrachten, sie zeigt uns die Lücke, die zwischen dem, wie wir tagtäglich leben und dem wie wir leben wollen, klafft. Sie verrät uns, an welchen Stellen wir unsere Werte verraten, sei es der Bequemlichkeit halber oder aus Angst vor Veränderung.

Diese Frage ist schonungslos, wenn wir ehrlich zu uns selbst sind und sie ist der Türöffner, hin zu einem authentischen und erfüllten Leben, an dessen Ende wir befreit sterben können.

LEKTIONEN DES LEBENS

Ich bin demütiger geworden und habe erkannt, dass etwas Unbeschreibliches im Leben wirkt, welches ich weder vollumfänglich erfassen, noch benennen, kontrollieren und beeinflussen kann.

Ich habe den Wert des Lebens erkannt, der sich nicht darin zeigt, wie viel ich geleistet und erreicht habe oder über welche materiellen Güter ich verfüge. Der Wert meines Lebens misst sich an Fragen wie: Wie tief habe ich geliebt? Mich selbst und andere? Hatte ich den Mut meinen Schmerz zu fühlen, meine Tränen zu weinen, mein Lachen zu lachen. Habe ich ausgedrückt, was mich in meinem tiefsten Innern bewegt? Habe ich vergeben können? Mir selbst und anderen?

Ich habe gelernt, weniger egoistisch zu sein und

mich mehr in andere hineinzuversetzen.

Immer häufiger lege ich meine Arroganz beiseite, die sich anmaßt andere Menschen und deren Verhaltensweisen zu beurteilen und zu bewerten.

Ich bin klarer in meinem Ausdruck und schneller in meinen Entscheidungen, weil ich erkannt habe, dass mein Leben endlich ist.

Ich bin präsenter in Gesprächen und Begegnungen.

Ich bin mutiger, weil ich erkannt habe, dass ich nichts zu verlieren habe.

Meine Hoffnung hat sich in Glauben verwandelt. Glaube, der mich in jedem Moment meines Lebens begleitet, auch wenn die Wogen des Zweifels an meine Tür klopfen und ich ihnen Einlass gewähre.

Mein Glaube ist der Boden, auf dem meine Zweifel tanzen.

Ich genieße die schmerzlichen und die freudvollen Erfahrungen des Lebens intensiver.

Ich lache mehr und freier, weil ich erkannt habe, dass in wesentlichen Momenten ganz natürlich Stille den Raum erfüllt. Alle anderen Momente sind Gebilde meines Egos, welches nach Aufmerksamkeit schreit. Diese sind für mich am einfachsten zu durchschauen, wenn ich es mir erlaube über meine selbst gemachten Dramen und Tragödien, mit denen ich ein Ereignis drapiere, um es eindrucksvoller zu gestalten, zumindest zu lächeln.

Ich habe gelernt, dass Glück nicht bedeutet, dass alles so läuft, wie ich mir das vorstelle und wünsche, sondern das glücklich zu sein ein Zustand ist, der allein daraus erwachsen kann, dass ich erkenne, wie kostbar und wertvoll mein Leben ist.

Ich habe gelernt, dass der Schmerz wie die Freude Teile des Lebens sind und dass mein tiefster Glaube darüber entscheidet, wie ich Ereignisse interpretiere und darauf reagiere.

Ich habe gelernt, in Frieden mit mir und meinem Leben zu sein.

PHÖNIX

Tiefe Traurigkeit in mir.
Sehnsucht, die laut ruft nach dir.
Ich lasse sie ein,
spüre sie in meinem ganzen Sein.
Nehme sie an, schenke ihr Raum

und einem Phönix gleich,
erwache ich aus diesem Traum.

Silke Naun-Bates

DIE TRAUERREDE

Die Vorstellung des eigenen Todes kann auf uns befremdlich wirken, doch die Auseinandersetzung mit ihm wirkt sehr erhellend in unserem Leben. Als ich das erste Mal meine eigene Trauerrede schrieb, empfand ich dies als sehr ungewohnt und auch ein wenig unangenehm. Doch nach den ersten, holprigen Zeilen begann Wort für Wort auf das Blatt Papier zu fließen. Eine „Trauerrede" sagt sehr viel darüber aus, wie wir uns sehen, wer wir sein möchten, sie spiegelt unsere Werte und unsere Wünsche. Wenn wir uns selbst gegenüber ehrlich sind können entdecken, was noch „fehlt", was wir noch erleben und erfüllen wollen.

Vielleicht magst auch du dir die Zeit nehmen, deine Trauerrede zu schreiben, um dir deinen und den Wert deines Lebens ins Bewusstsein zu rufen.

Deine Trauerrede

Nimm dir mindestens eine Stunde Zeit und schreibe deine eigene Trauerrede, in der dein Lebensmotto erkennbar wird, die deine Persönlichkeit beschreibt und in der die Essenz deines Lebens zusammengefasst ist. Stell dir vor, dass diese Trauerrede den Zuhörern vermitteln soll, was dein Leben ausgemacht hat, was Bedeutung für dich hatte, wer du wirklich warst. Was möchtest du, dass die Menschen, von dir in Erinnerung behalten?

… und dann schau, was du heute dafür tun kannst, um diesem Anspruch in deinem Alltag immer mehr gerecht zu werden.

Deine Lebenszeit ist kostbar. Worauf wartest du?

ÜBER DIE AUTORIN

Silke Naun-Bates wurde 1967 in Westfalen geboren.

Im Alter von acht Jahren wurden ihrem Körper, nach einem Unfall, beide Beine amputiert. Der "Verlust" ihrer Beine sollte jedoch nicht der einzige Schicksalsschlag bleiben:

Wie es ihr gelang, den Weg zurück ins Leben und in die Freude zu finden, teilt sie in ihren Büchern und auf Lesungen mit.

www.silkenaunbates.com

Weitere Bücher von Silke Naun-Bates

Mein Weg in die Freiheit Juni 2015, 200 Seiten,
ISBN 978-3-931560-45-4
Sheema Verlag

Mein Koffer voller Glück
Oktober 2016, 168 Seiten
durchgängig farbig bebildert
ISBN 978-3-931560-52-2
Sheema Verlag

SoulPassion-Meine Seele ruft September 2017,
184 Seiten ISBN 978-3-931560-59-1
Sheema Verlag